BEI GRIN MACHT SICH IHR WISSEN BEZAHLT

AF136155

- Wir veröffentlichen Ihre Hausarbeit, Bachelor- und Masterarbeit

- Ihr eigenes eBook und Buch - weltweit in allen wichtigen Shops

- Verdienen Sie an jedem Verkauf

Jetzt bei www.GRIN.com hochladen und kostenlos publizieren

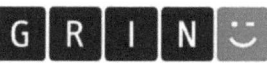

Das Buurtzorg-Modell in der Pflege. Chancen und Risiken anhand einer fiktiven Pflegeorganisation

Theresa Moog

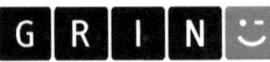

Bibliografische Information der Deutschen Nationalbibliothek:

Die Deutsche Nationalbibliothek verzeichnet diese Publikation in der Deutschen Nationalbibliografie; detaillierte bibliografische Daten sind im Internet über http://dnb.d-nb.de abrufbar.

ISBN: 9783346777348
Dieses Buch ist auch als E-Book erhältlich.

Druck und Bindung: Books on Demand GmbH, Norderstedt Germany
Gedruckt auf säurefreiem Papier aus verantwortungsvollen Quellen

Das vorliegende Werk wurde sorgfältig erarbeitet. Dennoch übernehmen Autoren und Verlag für die Richtigkeit von Angaben, Hinweisen, Links und Ratschlägen sowie eventuelle Druckfehler keine Haftung.

Das Buch bei GRIN: https://www.grin.com/document/1301001

Hausarbeit

Alternative A: Das Buurtzorg-Modell – Ausarbeitung eines fiktiven Pflegedienstes

Modul: Leadership

Studiengang: M.Sc. Wirtschaftspsychologie, Leadership und Management

Abgegeben am 03.09.2022

Theresa Moog

Inhaltsverzeichnis

Abkürzungsverzeichnis

bspw.	beispielsweise
bzw.	beziehungsweise
i.d.R.	in der Regel
uvm.	und viele mehr
z.B.	zum Beispiel

Abbildungsverzeichnis

1. Einleitung

Diese Hausarbeit im Modul Leadership beschäftigt sich mit dem Buurtzorg-Modell in der Pflege. Ziel der Arbeit ist die Ausarbeitung einer Pflegeorganisation anhand des Buurtzorg-Ansatzes sowie die Darstellung der damit einhergehenden Chancen und Risiken. In diesem Zusammenhang werden soziale, gesellschaftliche und rechtliche Rahmenbedingungen sowie Chancen und Risiken aufgezeigt. Anhand vorhandener Daten aus existierenden Organisationen kann sodann im Anwendungsteil die fiktive Pflegeorganisation vorgestellt werden. Zunächst werden die Problemstellung und Zielsetzung der Arbeit dargelegt.

1.1 Problemstellung

Der Mangel an qualifizierten Fachkräften ist gerade in der Pflegebranche deutlich spürbar. Im Kontext Pflege ist hierbei sowohl die Kranken- als auch die Altenpflege zu verstehen. Nicht zuletzt durch die körperliche und psychische Belastung der Pflegekräfte sowie der vergleichsweise geringen Entlohnung steht der Beruf selten im positiven Licht für Schulabsolventen (Freund, Overlander & Ahrens, 2020, S. 178). Hinzukommt, dass die Anstellung in aller Regel im Schichtbetrieb erfolgt und gerade in Pflegeheimen zusätzlich zum Früh- und Spätdienst die Nachtwache anfällt. In Anbetracht der steigenden Anzahl an pflegebedürftigen Menschen kann das Sozialsystem in Deutschland die nötige Qualität aufgrund des fehlenden Personals sowie der nötigen Sozialkompetenz nicht aufbringen (Statistisches Bundesamt, 2022, S. 20). Durch den Personalmangel steigt der Arbeitsdruck beim vorhandenen Pflegepersonal. Arbeitsdruck führt zu Stressreaktion beim Personal. Weitere Faktoren, die zu Stressreaktionen führen sind: schlechte Arbeitsorganisation, Managementfehler, monotone Tätigkeiten, mangelnde Mitbestimmung, gesundheitsschädliche Arbeitszeiten, hohes Arbeitstempo, Mobbing und schlechte Bezahlung (Freund et al., 2020, S. 124). Die Bedingungen in Pflegeeinrichtungen sind häufig nicht standesgemäß, dennoch fällt für Angehörige eine enorme finanzielle Belastung für die Heimkosten an. Daneben stellt Rekrutierung von Fachpersonal ein Problem dar, denn trotz Einmalzahlungen bleiben Bewerber aus.

Konsequenterweise sind Alternativen notwendig, um den Ausweg aus dem Pflegenotstand zu erreichen. Abhilfe kann beispielsweise das Buurtzorg-Modell schaffen, welches aus den Niederlanden stammt. Dieses bietet einen pragmatischen und simplen Ansatz, mit Schwerpunkt auf die Menschlichkeit (Kreitzer, Monsen, Nandram & Blok, 2015, S. 40). Die Wiedererlangung einer größtmöglichen Autonomie des pflegebedürftigen Menschen steht im Mittelpunkt des Modells (Becker, 2020, S. 5).

1.2 Zielsetzung

Die Zielsetzung dieser Arbeit liegt in der Darstellung des Buurtzorg-Modells anhand eines fiktiven Beispiels. Unzufriedenheit mit den Aufbau- und Ablaufstrukturen liegen bei einer Gruppe von fünf Pflegekräften in deren aktuellen Pflegeeinrichtung vor. Daher beschließen die Pfleger die aktuelle Organisation zu verlassen und einen Pflegedienst nach dem Buurtzorg-Modell zu gründen. Im Rahmen dieser Arbeit soll als externer Experte die Pflegekräfte bei dem Aufbau der Einrichtung beratend unterstützt werden. Dabei dient das Modell dazu der aktuell bekannten und geschilderten Problemstellung entgegenzuwirken.

1.3 Aufbau der Arbeit

Die vorliegende Hausarbeit ist in insgesamt fünf Hauptkapitel gegliedert. Das erste Kapitel umfasst die Einleitung, welche sich untergliedert in: Problemstellung, Zielsetzung und Aufbau der Arbeit. Anhand der Problemstellung wird die Relevanz des Themas aufgezeigt, die Zielsetzung umfasst dabei die Absicht der Arbeit. Im Anschluss daran werden die theoretischen Grundlagen zunächst zum Pflegemanagement und anschließen zum Buurtzorg-Modell aufgezeigt. Ein Überblick über existierende Organisationen, welche nach dem Buurtzorg-Ansatz arbeiten ist ebenfalls Teil der Arbeit. Mit der Zusammenfassung der theoretischen Grundlagen endet Kapitel zwei.

Nach der Darstellung der theoretischen Grundlagen folgt der Anwendungsteil, dieser gilt als Hauptteil der Hausarbeit. Zunächst wird die fiktive Pflegeorganisation dargestellt. Nachfolgend werden Aufbau- und Ablaufstruktur, Rollen- und Verantwortlichkeiten sowie das Thema Führung theoretisch begründet. Kapitel drei endet mit den Erfolgskriterien der Organisation. Die Arbeit wird im Anschluss einer Diskussion unterzogen. Das Fazit und der Ausblick runden die Arbeit ab.

2. Theoretische Grundlagen

Im Zusammenhang der bereits dargelegten Aufgabenstellung erfolgt im Zuge der theoretischen Grundlagen zunächst eine Begriffsdefinition der Pflege. Nachfolgend wird das Buurtzorg-Modell anhand der Rahmenbedingungen sowie der Chancen und Risiken dargestellt.

2.1 Pflegemanagement

Zunächst gilt es eine Begriffsdefinition der Pflege im Allgemeinen vorzunehmen. „Pflege umfasst die eigenverantwortliche Versorgung und Betreuung, allein oder in Kooperation mit anderen Berufsangehörigen, von Menschen aller Altersgruppen, von Familien oder Lebensgemeinschaften, sowie von Gruppen und sozialen Gemeinschaften, ob krank oder gesund, in allen Lebenssituationen (Settings). Pflege schließt die Förderung der Gesundheit, Verhütung von Krankheiten und die Versorgung und Betreuung kranker, behinderter und sterbender Menschen ein. Weitere Schlüsselaufgaben der Pflege sind Wahrnehmung der Interessen und Bedürfnisse (Advocacy), Förderung einer sicheren Umgebung, Forschung, Mitwirkung in der Gestaltung der Gesundheitspolitik sowie im Management des Gesundheitswesens und in der Bildung (Deutscher Berufsverband für Pflegeberufe, 2014)". Pflegemanagement umfasst somit jede Betreuung und Versorgung einer hilfsbedürftigen Person durch Fachkräfte. Dabei ist sekundär, ob diese im Eigenheim oder einer stationären Einrichtung versorgt werden. Zu erwähnen ist, dass die Mehrheit der Bevölkerung den Wunsch besitzt in den eigenen Vierwänden zu leben und zu sterben. Oft haben Angehörige jedoch nicht die nötige Zeit oder finanziellen Mittel um dem Wunsch in Eigenregie nachzukommen (Aulenbacher, Lutz & Schwiter, 2021, S. 238). Gleichsam gilt es Fachkräfte zu rekrutieren, die Empathie besitzen, damit spirituelle und soziale Bedürfnisse ebenfalls erfüllt werden können (Kreitzer et al., 2015, S. 41).

Im Rahmen der Problemstellung zeigt sich bereits welche Auswirkungen der Fachkräftemangel auf die Qualität der Pflegeleistung hat. Dabei hat jede Pflegekraft in Deutschland im Schnitt 13 Patienten zu betreuen, während es beispielsweise in den USA 5,3 sind. Die Betreuung von mehr Patienten bedeutet eine höhere Arbeitsbelastung und eine schlechtere Qualität der Pflege (Statistisches Bundesamt, 2022, S. 43). Die nachfolgende Abbildung zeigt den bereits erwähnten Fachkräftemangel anhand des Bedarfs an Fachpersonal in Deutschland seit 2015 und vorrauschauend bis 2035. Laut der Kalkulation für 2035 fehlen vermutlich 307.000 Fachkräfte (Statistisches Bundesamt, 2022, S. 16).

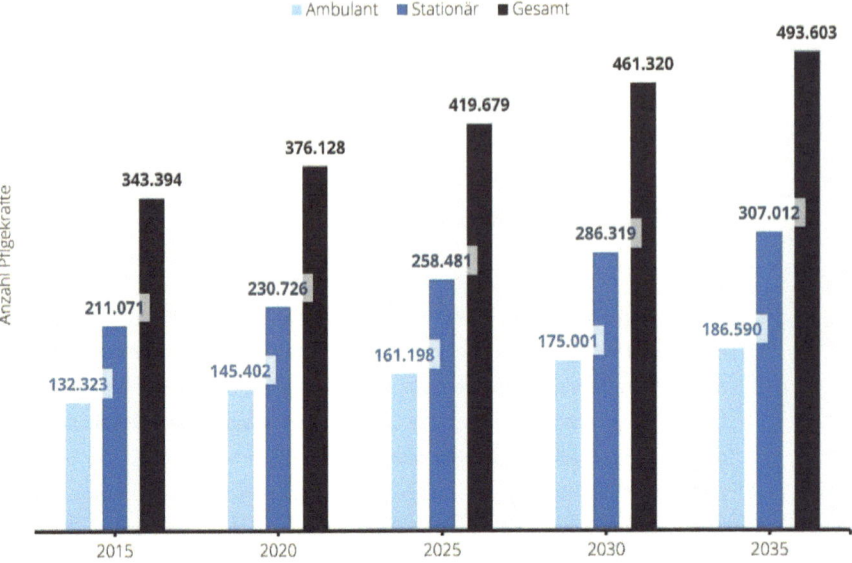

Abbildung 1: Fachkräftemangel in Deutschland

(Quelle:Statistisches Bundesamt, 2022, S. 16)

Anhand dieser Darstellung wird ersichtlich, dass es einer sinnvolle Pflegereform bedarf, um künftig mit Herz und Seele pflegebedürftigen Menschen helfen zu können.

2.2 Buurtzorg-Modell

Bei dem Buurtzorg-Modell handelt es sich um einen lokal verorteten selbstorganisierten Nachbarschaftspflegedienst. „Buurtzorg" bedeutet sinngemäß übersetzt „Betreuung in der Nachbarschaft oder „Nachbarschaftshilfe" (Wörwag & Cloots, 2020, S. 158). Die Idee stammt von Jos de Blok aus den Niederlanden, welcher 2006 den ersten selbstorganisierter Pflegedienst gründete, der noch heute Erfolgreich ist (Bartonitz et al., 2018, S. 235–237). Das Modell basiert auf der Unzufriedenheit der traditionellen

Haushaltspflege. Die Basis ist die Geringschätzung der beruflichen Kompetenzen der Fachkräfte, um ganzheitliche Pflege und Betreuung zu erbringen (Leichsenring, 2015, S. 20–24).

Unter dem Buurtzorg-Modell wird verstanden, dass hilfsbedürftige Menschen in dessen bekannter Umgebung (dem Eigenheim) individuell und flexibel unter dem Aspekten der Mobilisation und Selbstbefähigung analog des Sozialgesetzbuches XI §2 gepflegt werden (Bosold & Wolf, 2019, S. 3). Die Pflegekräfte orientieren sich dabei an den noch vorhandenen Ressourcen der älteren Menschen und prüfen, was der Klient noch selbst kann, bzw. an welchen Stellen Unterstützung nötig ist (Flemmich, Hais & Schmid, 2018, S. 286). Das Modell umfasst die Eigenverantwortung einer jeden Pflegekraft, sodass keine weitere Führungsebene in Form einer Pflegedienstleitung nötig ist. Somit plant, organisiert die Pflegekraft den Pflegeprozess und führt diesen ebenfalls durch (Bosold & Wolf, 2019, S. 4). Dabei steht das Bedürfnis des Patienten an höchster Stelle. Zur individuellen Pflege beraten sich Pflegkräfte und führen im Anschluss die pflegerischen Tätigkeiten durch (Bosold & Wolf, 2019, S. 5).

Historisch gesehen startete Jos de Blok als Pfleger mit weiteren vier Pflegekräften und gründete einen selbstorganisierten Pflegedienst. Das Modell entwickelte sich innerhalb von kürzester Zeit zu Heute über 15.000 angehörenden Fachkräften in den Niederlanden (Bartonitz et al., 2018, S. 235–237). Dabei beläuft sich der Marktanteil von Buurtzorg im Pflegesektor in den Niederlanden auf 80% (Wörwag & Cloots, 2020, S. 165). Der Erfolg des Modells stützt sich auf die folgenden drei Säulen:

- Selbstgesteuerte Teams
- Backoffice (Verwaltung)
- Coach-System (Wörwag & Cloots, 2020, S. 165).

„Die Pflegekraft kann sich Zeit nehmen, den Menschen und sein gesamtes Umfeld zu erfassen und zu organisieren. Die verbliebenen Fähigkeiten des Patienten werden gefördert und nicht eingeschränkt (Janning, Ruiss, Meißner & Kunert, 2018, S. 54)". Zwischenzeitlich werden vielerorts erfolgreiche Konzepte der ambulanten Pflege auf die stationäre Langzeitpflege anzuwenden um somit auch diesen Bereich für hochqualifizierte Pflegende attraktiver zu gestalten (Jacobs, Kuhlmey, Greß, Klauber & Schwinger, 2020, S. 173).

2.2.1 Rahmenbedingungen

Der grundlegende Ansatz des Buurtzorg-Modells enthält ein selbstorganisiertes Team von 10-12 gute ausgebildeten Pflegekräften, welche ca. 50-60 pflegebedürftige Menschen pflegerisch umsorgen. Diese arbeiten ebenfalls mit Familien, Ärzten, Apothekern etc. zusammen, um die Bedürfnisse bestmöglich abdecken zu können (Rogowski, 2020, S. 136). Um die Beziehung zwischen dem Pflegepersonal und den Pflegebedürftigen zur Gewährleistung einer guten Beziehung zu stabilisieren, wird versucht, maximal zwei Pfleger pro Patienten einzusetzen (Ehrentraut, O., Huschik, G., Moog, S. & Sulzer, L., 2019). Ebenfalls stehen den Patienten als Leistungserbringer, Personen aus deren Nachbarschaft ehrenamtlich zur Verfügung, dies bezeichnet man als informelles Netzwerk (Bosold & Wolf, 2019, S. 3). Dabei baut Buurtzorg auf einem Schalenmodell auf, welches nachfolgende dargestellt ist. Die Eigenressourcen der Klienten werden so gefördert und ein Netzwerk an Unterstützern steht zur Verfügung (Flemmich et al., 2018, S. 290).

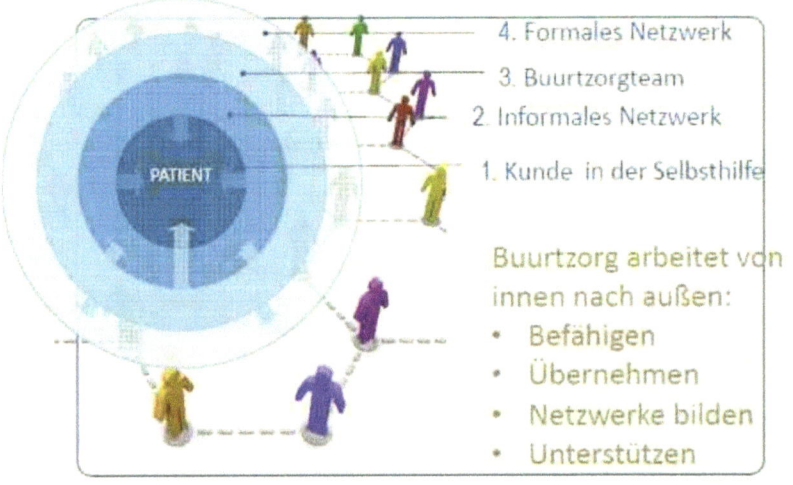

Abbildung 2: Pflegemodell Buurtzorg

(Quelle: Becker, 2020, S. 5)

Besonders betont wird nach dem Modell das Menschlichkeit über Bürokratie steht. Daneben soll erreicht werden, dass Patienten wieder Unabhängiger werden über Selbstvertrauen und Selbstpflege (Kreitzer et al., 2015, S. 41). Voraussetzung hierfür ist eine hohe Empathie bei den Fachkräften, damit spirituelle und soziale Bedürfnisse ebenfalls erfüllt werden können (Kreitzer et al., 2015, S. 41). Das Pflegekonzept beinhaltet:

- Ganzheitliche Bewertung der individuellen Bedarfslage als Basis der Pflegeplanung;
- Identifikation und Vernetzung des formellen und informellen Netzwerkes;
- Betreuungs- und Pflegeleistungen;
- Förderung der Mobilisation und Selbstständigkeit;
- Unterstützung der Patienten wo nötig (Leichsenring, 2015, S. 20–24).

Der Erfolg des Modells umfasst ebenfalls eine hilfreiche IT-Struktur, die zur Verwaltung aber eben auch für den kollegialen Austausch genutzt wird (Rogowski, 2020, S. 136). Demgegenüber steht das klassische Pflegemodell indem qualifizierte Pflegekräfte medizinische und pflegerische Tätigkeiten ausführen, während Hilfspersonal Tätigkeiten der Hauswirtschaft ausführen. Hinzukommt natürlicherweise eine oder mehrere Führungsetagen, die das Buurtzorg-Modell nicht vorsieht (Rogowski, 2020, S. 136). Gerade im Zeitalter der Digitalisierung sind Selbstorganisation und Verantwortungsbewusstsein der Mitarbeiter gefragt. Durch Alternative Modell wie etwa Buurtzorg kann den Mitarbeitern mehr Selbstverantwortung und Sinnhaftigkeit übertragen werden (Wörwag & Cloots, 2020, S. 157). Agile Organisationen bieten die Option der Selbststeuerung, ohne Zeitverlust durch hierarchische Prozesse (Wörwag & Cloots, 2020, S. 159).

Den sozialen und gesellschaftlichen Regularien stehen rechtliche Rahmenbedingungen gegenüber, welche für die Gründung und Ausführung eines Pflegedienstes in Deutschland nach § 71 SGB XI aktuell eine Pflegedienstleitung benötigen (Kramp, 2018). Daneben gilt es abzuwägen, dass in Deutschland Pflegefachkräfte i.d.R. nicht akademisch ausgebildet sind, was dem Konzept aus den Niederlanden widerspricht. An dieser Stelle kann angesetzt werden indem bspw. gezielte Fortbildungen angeboten werden, um die Teamarbeit aber eben auch Bezugspflege und Führungskompetenzen zu erweitern. Gerade die Förderung der Selbst-Pflege, rehabilitativer und präventiver Interventionen scheint im traditionellen Ansatz bisher zu kurz zu kommen (Leichsenring, 2015, S. 20–24).

Weitere Aspekte und Rahmenbedingungen für agile und moderne Arbeitsformen können der nachfolgenden Abbildung entnommen werden. Hierzu zählen bspw. die Organisationsstruktur also das Arbeiten als autonomes Team. Daneben aber auch die Personalauswahl, welche durch die Pflegeteams in Eigenregie per Interviews durchgeführt werden. Wie bereits dargelegt besteht kein mittleres Management, Aufgaben werden mittels Gleichberechtigung im Team aufgeteilt. Wichtig hierbei ist, dass die Teams gemeinsam das gleiche Ziel verfolgen.

Strukturelle Aspekte	Organisationsstruktur	Autonome Teams, bei Bedarf unterstützt durch Coaches
	Koordination	Besprechungen nur bei Bedarf, keine Hierarchie
	Funktionsbeschreibung	Kein mittleres Management, Aufgaben werden gleichberechtigt im Team verteilt
Personalmanagement	Personalaufnahme	Job-Interviews durch die künftigen Teammitglieder, Fokus auf Kompatibilität mit dem Team und den Organisationszielen
	Personaleinführung/ Weiterbildung	Fokus auf soziale Kompetenzen, Organisationskultur und ergänzende Weiterbildung, je nach individuellem Bedarf, gemeinsame Workshops
	Flexible Arbeitszeit	Individuelle Freiheiten bei Einhaltung der verbindlich vereinbarten Ziele
	Beförderungen	Nicht vorgesehen, Rollenflexibilität nach gemeinsamer Vereinbarung im Team, weitreichende Mitspracherechte aller Mitarbeiter, keine Hierarchie im Team
	Entlassungen	Nur als letzter Schritt nach Konfliktmediation
Arbeitsorganisation und Management	Arbeitsteilung	Ganzheitliche Erfüllung der individuellen Aufgaben im Team
	Meetings	Spezielle Meetings nur, um sicher zu stellen, dass alle Meinungen gehört werden
	Entscheidungsfindung	Dezentralisiert
	Informationsfluss	Sämtliche Informationen in Realzeit verfügbar für alle; Transparenz auch gegenüber Partnerorganisationen
	Strategieentwicklung	Basiert organisch auf der Zusammenführung der Beiträge aus den autonomen Teams

Abbildung 3: Agile Arbeitsformen

(Quelle: Bartonitz et al., 2018, S. 240)

Somit kann zusammengefasst werden, dass neben dem täglichen Pflege- und Betreuungsaufwand, das Personalmanagement und die Arbeitsorganisation autonom durch die Pflegeteams erfolgt. Einhergehend mit der erhöhten Verantwortung führen die genannten Aspekte zu einer Aufwertung des Pflegeberufs (Bartonitz et al., 2018, S. 239).

2.2.2 Chancen und Risiken

In Deutschland besteht großes Interesse die Einführung des Buurtzorg-Modells voranzutreiben, dennoch geht es nur zäh voran. Lediglich Modellprojekte sind bisher durchgeführt worden. Es bestehen aufgrund der Überbürokratisierung und der Reglementierung der Krankenkassen Hindernisse, die trotz der flächendeckenden Nachfrage zum Stocken der Einführung von Buurtzorg in Deutschland führen. Darüber hinaus gibt es nachweislich in den Niederlanden mehr hochqualifizierte, akademisch ausgebildete Pflegekräfte (Hamburg, 2020, S. 3). Auch die Gesetzgebung und die Krankenversicherungsmodelle sind in Deutschland deutlich abweichend gestaltet (Bartonitz et al., 2018, S. 236). Aus Sicht der Krankenkassen sind daher Sondergenehmigungen für die Abrechnung nach Stundensatz erforderlich, nur so darf bisher die flexible und selbstständige Pflegeleistung auch in Deutschland erbracht werden (Hamburg, 2020, S. 3). Der universelle Stundensatz bietet Vorteile und ist durchaus rentabel. Abgerechnet wird nur was tatsächlich gemacht wird, ohne Anfahrzeit oder Telefongespräche. Am Beispiel von Jos De Blok können 3 Euro pro Stunde Überschuss erwirtschaftet werden mit dem Stundensatz von 57€ und einer Produktivitätsrate von 60% (deBlok, Grasberger & Hennessey, 2019, S. 24–25). Als non-Profit Gesellschaft dient der Überschuss für die Fortbildung und Qualifikation der Fachkräfte und den Ausbau der IT-Struktur (Krinninger, 2018). Zu beachten ist, das in den Niederlanden nicht zwischen Personen mit dauerhaftem Pflegebedarf und akutem Pflegebedarf unterschieden wird, weshalb die Daten von Buurtzorg nicht 1 zu 1 auf Deutschland übertragen werden können (Ehrentraut, O., Huschik, G., Moog, S. & Sulzer, L., 2019, S. 33).

Daneben bestehen auch Chancen wie etwa:

- Attraktivität des Pflegeberufs wird gesteigert
- Motivationssteigerung durch Selbstorganisation
- Überbürokratie wird eingeschränkt
- Patienten stehen wieder im Mittelpunkt (zufriedene Kunden) (Deutscher Berufsverband für Pflegeberufe, 2019, 11;19)

Für Pflegende ist der Ansatz vor allem deshalb interessant, weil diese nicht nur ausführende Kräfte sind, sondern eine Bandbreite an Tätigkeiten nachgehen. Es wird das große Wissen aus der Pflegeausbildung benötigt (Kohrs, 2019). Die Pflegenden arbeiten selbstbestimmt in kleinen Gruppen, in einer örtlichen Gemeinschaft. Durch die weniger komplexe Abrechnung (ohne Leistungskatalog) bleibt mehr Zeit für die individuellen Bedürfnisse des Klienten (Peters, 2020). Erwähnenswert ist, dass Buurtzorg bereits mehrfach als besten Arbeitgeber ausgezeichnet ist, was wiederum die attraktiven Arbeitsbedingungen wiederspiegelt (Krinninger, 2018).

2.2.3 Existierende Organisationen

Der Verband der Ersatzkassen in Nordrhein-Westfalen unterstützt bereits den Buurtzorg-Ansatz. Zwei Pflegedienste im Landkreis Steinfurt testen den Ansatz bereits modellhaft. Dennoch zeigen sich Schwierigkeiten in der Abrechnung, was bereits in Kapitel 2.2 erläutert wird. Die Abrechnung von Stundensätzen statt Einzelleistungen ist bisher nicht vorgesehen (Janning et al., 2018, S. 55). Aktuell bestehen in Nordrhein-Westfalen vier Teams in Emsdetten, Münster, Hörstel und Lotte die aktiv nach dem Buurtzorg Ansatz arbeiten. Daneben besteht ein Team in Leipzig (Kohrs, 2019). Die Fachhochschule Münster und Osnabrück sind ebenfalls im Pilotprojekt beteiligt, welches durch die Gesundheitswirtschaft Münsterland e.V. und die GKV gefördert wird (Peters, 2020).

Auch eine Umfrage in den Niederlanden zeigt, dass die Kunden durchaus zufrieden mit der Qualität und der Arbeitsweise der Pflegekräfte im Buurtzorg-Modell sind (de Veer, Brandt, Schellevis & Francke, 2008, S. 57).

Andererseits gibt es auch gescheiterte Projekte aus Friedrichstadt ursächlich hierfür sind insbesondere die Rollenverteilung, welche nicht konstruktiv eingehalten und genutzt wurde. Folglich kam es so Schwierigkeiten in einfachen Arbeitsabläufen und der Kommunikation, was zu einer Schräglage der Wirtschaftlichkeit führte (Janning, 2022). Gerade die Selbstorganisation in einer Arbeitswelt 4.0 bildet für alteingesessenes Pflegepersonal die ein- oder andere Hürde. Striktes Hierarchiedenken muss abgelegt werden, um neue Wege gehen zu können. Junges Personal mit geringer Berufserfahrung hat plötzlich gleichwertig Stellung zu sogenannten „alten Hasen". Gerade diese Aspekte machen das Modell für eine Umwandlung von traditionell hinzu agiler Arbeitswelt schwierig. Es gilt daher Motivatoren und Anhänger für die Bewegung zu finden, um den Ansatz aktiv etablieren zu können.

2.3   Zusammenfassung der theoretischen Grundlagen

Zusammenfassend kann dargelegt werden, dass im Pflegesektor dringend Alternativen zum bisher etablierten Vorgehen notwendig sind. Das Buurtzorg Modell bietet Optionen, die bisher so in Deutschland nicht etabliert sind. Daher werden für die Etablierung des Ansatzes Anpassungen der rechtlichen Grundlagen sowie der Abrechnung bei den Krankenkassen erforderlich sein. Als modernes Arbeitsmodell kann Buurtzorg zu einer Revolutionierung des Pflegesektors beitragen. Das Berufsbild wird durch die Autonomie der Fachkräfte gestärkt und der Job wird Vielfältiger. Daneben bringt die Einbindung der Nachbarschaft in den Alltag der Patienten einige Vorteile, an dieser Stelle sei nur auf die Gesellschaft und den Einfluss auf die Psyche des Patienten erwähnt. Zuletzt liegt der Fokus auf der Menschlichkeit der Klienten und der Förderung der eigenen Mobilität.

3.   Anwendung

Die Anwendung dient dazu die theoretischen Grundlagen zum Buurtzorg Modell auf eine fiktive Pflegedienstorganisation zu übertragen. Fokus liegt hierbei auf der Aufbau- und Ablaufstruktur, den Verantwortlichkeiten sowie der Führung. Die fiktive Pflegorganisation besteht aus fünf ausgebildeten Pflegefachkräfte, welche aufgrund der starren Strukturen aus dem traditionellen Pflegedienst aussteigen möchten. Die nachfolgende Ausführung beschreibt das Vorgehen als externer Berater.

3.1 Aufbau- und Ablaufstruktur

Zunächst wird die Aufbau- und Ablaufstruktur definiert. Unter einer Aufbauorganisation wird die Organisationsstruktur verstanden, dazu gehören Aufgaben, Stellen, Instanzen sowie Abteilungen (Rödel, 2020, S. 30). Auf struktureller Ebene bildet das Buurtzorg-Modell mit seinem zirkulären Prozess eine Alternative zur starren linearen Hierarchie (deBlok et al., 2019, S. 27). Auf die Funktion der Pflegedienstleistung wird, wie bereits in Kapitel 2 erläutert, verzichtet. Vielmehr wird auf die hochqualifizierte Ausbildung jeder Pflegekraft Wert gelegt, diese bildet die Basis für Entscheidungsfindung. Autonomes Arbeiten in sogenannten Pflegeteams steht an der Tagesordnung. Darüber hinaus besteht ein Verwaltungsnetz (Back-Office) für den Aufbau und die Pflege der IT-Struktur. Zusätzlich bildet der Gründer den Kopf der Organisation. Ebenfalls sind entsprechende Coaches zu nennen, welche den Pflegekräften beratend zur Seite stehen. Somit besteht die Aufbaustruktur in einer selbstorganisierten zirkulären Netzwerkorganisation, welche aus mehreren kleinen Pflegeteams zusammengesetzt ist:

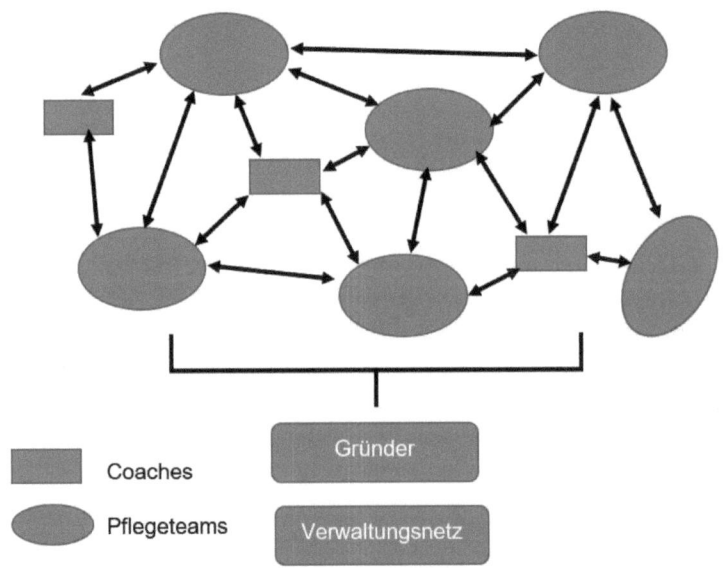

Abbildung 4: Aufbaustruktur Pflegedienst nach Buurtzorg

(Quelle: Eigene Darstellung)

Anhand der Abbildung wird ersichtlich, dass mehrere kleine Pflegeteams à 10-12 Personen im Netzwerk gemeinsam in Verbindung stehen. Die regionalen Coaches dienen als Ansprechpartner der Pflegeteams und sind somit ebenfalls als zentrale Rolle der Netzwerkorganisation anzusehen und dienen als Experten in Bezug auf selbstorganisiertes Arbeiten. Das zentral angeordnete Verwaltungsnetz bildet den Kopf der IT-Struktur und pflegt somit die Wissensdatenbank, das Intranet.

Daneben besteht die Ablauforganisation, welche den optimalen Ablauf der Organisationstätigkeiten umfasst. Dazu gehören beispielsweise Bestellungen und Personaleinstellungen (Rödel, 2020, S. 31). Da es keinen Aufbau einer Organisation ohne den Ablauf innerhalb der Organisation geben kann, wird beides verknüpft dargestellt (Rödel, 2020, S. 31). Die Ablaufstruktur wird stark durch den Zusammenschluss aller Pflegefachkräfte bestimmt, diese entscheiden beispielweise über die Einstellung von weiterem Personal. Die Moderatorenrolle in Dienstbesprechungen wird rollierend weitergegeben. Zusammenfassend kann gesagt werden, dass die Teams einer Verwirklichungsstrategie folgen, welche sich auf Werte, Kompetenzen und Anerkennung stützt. (Laloux, 2015, S. 67).

3.2 Rollen- und Zuständigkeiten

„Erfolgreiche Teams sind genau deswegen erfolgreich, weil sie menschlich sind." (Hasebrook, Hackl & Rodde, 2020, S. 314).

Auch in diesem fiktiven Anwendungsfall handelt es sich um eine evolutionäre Organisation ohne jegliche Hierarchie. Dennoch wird im Einzelnen detailliert auf die Rollen des Gründers sowie dem Pflegeteam eingegangen.

3.2.1 Der Gründer

Ein Gründer bzw. Manager hat weder die Aufgabe mehr Wissen zu haben als dessen Mitarbeiter, noch muss er den Mitarbeiter vorgeben was zu tun ist. Es obliegt dem Gründer die Mitarbeiter zu befähigen dessen Job ausgezeichnet auszuführen (Gloger & Rösner, 2022, S. 60). Da die Gründung der Pflegeorganisation geplant ist, kommen auf den Gründer spezifische Aufgaben zu. Hierzu zählen Kontakt zu den Krankenkassen und das damit einhergehende aushandeln der Abrechnungsmöglichkeit anhand eines Stundensatzes. Auch das Organisationsmodell sollte ausreichend beschrieben beim Gesundheitsministerium und den Krankenkassen eingereicht werden (deBlok et al., 2019, S. 27–28). Es folgen Verhandlungen mit den genannten Behörden und Einrichtungen rund um Qualitätsstandards, Abrechnung, Qualifikation des Personals aber auch Datenschutzvorgaben. Hilfestellung kann an dieser Stelle Fachhochschule Münster und die Fachhochschule Osnabrück bieten, da diese aktuellen Studien und Pilotprojekte zum Buurtzorg-Modell durchführen. Gegebenenfalls bietet es sich ebenfalls an, dass die Pflegeteams sich vorab austauschen.

Natürlich ist es möglich eine Buurtzorg Organisation initial mit Papierdokumentation zu gründen. Mit steigender Mitarbeiterzahl und damit einhergehend mehreren Pflegeteams bietet es sich für den Gründer in Zusammenarbeit mit dem Verwaltungsnetz das Intranet auszuweiten. Eine klare IT-Struktur welche nicht nur hilfreich für die Abrechnung sondern auch als Wissensdatenbank gilt, muss geschaffen werden (deBlok et al., 2019, S. 27–28). Dabei sollte der gesamte Softwareprozess entsprechend auf die eigentliche Dienstleistung abgestimmt sein, damit viele Schritte sich automatisch erledigen und die Verknüpfungen es den Pflegekräften leicht machen, die anfallenden Leistungen zu erbringen (Thiele, 2019, S. 114). Darüber hinaus obliegt es dem Gründer die Mitarbeiter ausreichend zu motivieren, damit selbstorganisiertes Arbeiten möglich ist. Dazu werden Rahmenbedingungen zum selbstorganisierten Arbeiten in den Pflegeteams aufgesetzt. Hierbei gilt es zu beachten, dass das Pflegepersonal keiner Rangordnung folgt, sondern jeder gleichgestellt arbeitet.

Die Rolle des Leader ist dafür verantwortlich für Veränderung und Anpassung an die Erfordernisse der Zeit zu sorgen (Reinhardt, 2016, S. 75). Im Idealfall hat der Gründer im Kern eine Persönlichkeit, die psychologische Fähigkeiten wie etwa Optimismus, Transparenz, Aufrichtigkeit und Selbstaufmerksamkeit beinhaltet (Reinhardt, 2016, S. 75). Somit müssen Rahmenbedingungen geschaffen werden, in denen sich Pflegefachkräfte entfalten können um Selbstgesteuert zu arbeiten (Mühlfelder, 2016, S. 34). Die Obhut für das Verwaltungsnetz (Back Office) obliegt ebenfalls dem Gründer. Diese kümmern sich vorrangig um eine etablierte Wissensdatenbank und den Aufbau der IT-Struktur.

3.2.2 Das Pflegeteam

Im Gegensatz zum klassischen Pflegedienst haben in diesem Modell die Pflegefachkräfte die komplette fachliche Verantwortung. Bereits in Kapitel 2.2.1 wird gezeigt welches Aufgabenportfolio auf das Pflegepersonal zu kommt. Hierzu zählen Personalentscheidungen, Teamzusammenstellung, Dienstplangestaltung, Urlaubs-planungen sowie die Arbeitszeitgestaltung (Rüther, 2018, S. 181). Es herrscht Gleichberechtigung unter den Fachkräfte, eventuelle Statussymbole werden hierdurch abgebaut (Rüther, 2018, S. 79). Durch das Modell wird der Pflegefachkraft mehr Verantwortung entgegengebracht. Diese kann gezielt ihr erworbenes Wissen aus der Ausbildung sowie Fortbildungen einsetzen. Da die Verwaltungszentrale die Abrechnung und die Pflege der IT-Struktur übernimmt bleibt der Fachkraft mehr Zeit für das leibliche Wohl der Patienten. „Nicht unterschiedliche Mitarbeiter erbringen um ein und denselben Kunden herum Dienstleistungen, sondern das Pflegeteam erbringt alle prozessrelevanten Dienstleistungen selbst." (Thiele, 2019, S. 113). Beispielhaft wird das Vorgehen des Pflegeteams anhand einer Teamsitzung dargestellt. Die vom Team bestimmte Moderatorin eröffnet die Teamsitzung und ist somit für die Dauer der Veranstaltung entsprechend verantwortlich für den Ablauf der Sitzung. Sie führt die Gespräche an und moderiert. Entscheidungen fallen im Plenum mittels Konsens (Rüther, 2018, S. 109). Zusätzlich sind Pflegekräfte gefragt, damit die Software im Handling leicht zu steuern ist. Übergaben, Abstimmungen und ähnliches müssen in der Software möglich, damit effizient gearbeitet werden kann (Thiele, 2019, S. 114).

Folgende Regeln gelten innerhalb der Teams nach Laloux:

- Ein Team hat nicht mehr als zwölf Mitarbeiterinnen.
- Die Aufgaben im Team werden gleichmäßig auf alle Mitarbeiter verteilt.
- Neben den Teambesprechungen sollen regelmäßige Beratungstreffen stattfinden, in denen konkrete Fragen rund um die Patientinnen im Vordergrund stehen (so eine Art Peer-Super Vision)
- Alle Teammitglieder beurteilen sich jährlich untereinander.
- Die Teams entwerfen Jahrespläne.
- Die Teams treffen ihre Entscheidungen auf Basis der Moderationsmethode (Laloux, 2015, S. 69).

Schließlich bleibt festzuhalten, dass keinerlei hierarchische Struktur vorliegt. Zuständigkeiten werden im Team aufgeteilt und jeder Mitarbeiter ist gleichberechtigt. Die Rolle- und Verantwortlichkeiten sind keinerlei starre Grenzen, sondern leben von der Interaktion zwischen den Mitgliedern.

3.3 Führung in der Organisation

Die Pflegekräfte schätzen den Zuwachs an Macht sowie die Freiheit der Entscheidungsfindung im dargestellten Modell. Wohingegen das vorherige mittlere Management nach Umstellung des Konzeptes mutmaßliche Widerstände aufgrund des Verlustes ihrer bisherigen Machtstellung zeigen wird (Wörwag & Cloots, 2020, S. 164). Dies zeigt sich jedoch nur, falls ein bisher bestehender konventioneller Pflegedienst 1 zu 1 umgesetzt wird. Im Zuge dieser fiktiven Pflegorganisation handelt es sich jedoch um eine Gruppe von 5 Pflegefachkräften, welche gesamthaft vergleichbare Qualifikationen vorweisen und bisher geschlossen die Rolle der Pflegefachkräfte in einem Pflegedienst übernommen haben.

Unter dem Aspekt der Führung wird diesem Zusammenhang detaillierter auf die agile Selbstorganisation eingegangen, da das Buurtzorg-Modell darauf basiert. Ziel der Selbstorganisation ist es, den Mitarbeitern Mut und Vertrauen entgegenzubringen, damit eigenständig Entscheidungen getroffen werden (Rödel, 2020, S. 66). Zweckmäßiger als detaillierte Regeln sind Zielvorgaben, welche die Selbstorganisation der Mitarbeiter fördern (Freund et al., 2020, S. 217). Selbstorganisiertes Arbeiten bedarf einiger Grundsätze, die in der menschlichen Persönlichkeit liegen, hierzu zählen bspw. Menschlichkeit, Verlässlichkeit, Vertrauen, Transparenz aber auch Spaß (Rüther, 2018, 40 ff.). Diese sind erforderlich, um miteinander zu kooperieren, kommunizieren und gegenseitiges Vertrauen aufzubauen. Techniken und Methoden alleine sind nicht ausreichend um selbstgesteuert zu Arbeiten (Geramanis & Hutmacher, 2020, S. 3).

Bereits das Lean Management in den 1990er Jahre zielte darauf ab flacherer Hierarchien einzuführen, wodurch kürzere Informations- und Entscheidungswege durch den reduzierten Führungskräftebedarf entstanden sind. Die Folge ist die Stärkung der Autorität der Mitarbeiter. Die Einführung zeigt, dass kooperative und partnerschaftliche Führung sich positiv auf die Mitarbeiter auswirkt (Geramanis & Hutmacher, 2020, S. 6).

Letztlich gibt es drei Vorgehensweisen nach dem Trainingsgruppenmodell, die Selbstorganisation möglich machen: „

1. Selbstorganisation muss erlernt werden.
2. Selbstorganisation muss begleitet werden.
3. Selbstorganisation muss zum korrekten Menschen passen". (Geramanis & Hutmacher, 2020, S. 23).

Zum Erlernen der Selbstorganisation bieten sich die Erarbeitung und Verfolgung eines Leitbildes und einer übergreifenden Vision an. Hierzu bedarf es möglicherweise Supervision und Coaching, was durch den Gründer befürwortet werden muss (Geramanis & Hutmacher, 2020, S. 23). Im Kontext der Selbstorganisation bildet die Vision neben wirtschaftlichen Kennzahlen die psychologische Basis und Menschlichkeit der Teilnehmer ab. Enthalten ist demnach wie zusammengearbeitet werden muss, damit die Zufriedenheit der Patienten und der Mitarbeiter gegeben ist.

Daneben kann durch gescheiterte Projekte gelernt werden. Bereits in Kapitel 2.2.3 zeigt sich, dass vor allem unzureichende Kommunikation als Teilaspekt zum Scheitern des Projektes geführt hat. „Nur wenn ich als Mitarbeiter die Ziele und Entwicklungen meines Unternehmens kenne, kann ich einen guten Job machen, erfolgreich sein, in dem, was ich tue." (Montua, 2020, S. 2). Im Idealfall lebt der Gründer vor, welches Mindset für die erfolgreiche Selbstorganisation notwendig ist.

3.4 Welche Kriterien zeigen Erfolg in der Organisation?

Als erfolgreich kann eine Organisation im sozialen Sektor angesehen werden, wenn Mitarbeiter gerne für die Organisation arbeiten und sich so langfristig an das Unternehmen binden. Darüber hinaus zeigt sich Erfolg in der Zufriedenheit der Patienten. In den Niederlanden erfolgen jährlich Zufriedenheitsanalysen (deBlok et al., 2019, S. 29). Zufriedenheit kann als positiver Aspekt der Bedürfnisbefriedigung angesehen werden (Kaiser, 2007, S. 40). Damit ist die Kundenzufriedenheit ein Kriterium, um den Erfolg der Organisation zu messen. Hierbei spielt die betonte Menschlichkeit des Pflegepersonals im Buurtzorg-Modell eine nicht zu unterschätzende Rolle. Ähnlich zu der Empfehlung von De Blok bietet es sich an Zufriedenheitsanalysen zu starten. Gerade am Anfang des Change-Management Prozesses von einer gewohnten traditionellen Umgebung zum agilen Selbstmanagement sind häufigere

Evaluierungen sinnvoll und angeraten. Dies bezieht sich sowohl auf der Seite des Klienten als auch für die Mitarbeiterzufriedenheit. Daneben werden im Pflegesektor Prüfungen durch den Medizinischen Dienst der Krankenkassen (MdK) durchgeführt, welche die Qualität der Pflege und das Wohlbefinden des Patienten beurteilen. Aus Organisationssicht sind wirtschaftliche Kennzahlen wie etwa Rentabilität, Wachstum und Wirtschaftlichkeit zu nennen, die Obhut hierüber hat der Organisationsgründer. Letztlich hilft jedoch die beste statistische Auswertung wirtschaftlicher Key Performance Indikator (KPI) nichts, wenn das Personal oder die Kunden unzufrieden sind. Daher sollte enormen Wert auf die Zufriedenheit des sozialen Gefüges gelegt werden. Am Idealfall stehen Wirtschaftlichkeit und Humanität im Einklang zueinander.

4. Diskussion

Gerade im direkten Kontakt mit Menschen ist soziale Kompetenz und Einfühlungsvermögen notwendig. In Anbetracht dessen bleibt zu erwähnen, dass eine Selbstorganisation im Sinne des Modells von de Blok funktionieren kann, wenn die Mitarbeiter mit Herz und Seele mitwirken. Somit stellt die initiale Mitarbeiterauswahl unter Umständen eine Königsdisziplin dar. Für diesen Anwendungsfall ist definiert, welche Mitarbeiter mitziehen. Klar ist jedoch nicht, ob diese durch ihren derzeitigen Job bereits derart verzweifelt sind, dass rein psychologisch mehr Aufwand nötig ist, um die Motivation der Pflegefachkräfte zu revitalisieren. Diese Aspekte gilt es im Rahmen der Gründung zu berücksichtigen. Für den Patienten sind einige Vorteile zu nennen. So hat die Pflegekraft mehr Zeit für das Wohl des Patienten. Er kann sich auf maximal zwei Pflegekräfte stützen und bekommt nicht jeden Tag verschiedene Ansprechpartner. Dies hilft, um Vertrauen aufzubauen und dem Menschen näher zu kommen. Auch profitiert der Patient von der Nachbarschaftshilfe.

Positiv fallen die Ergebnisse in den Niederlanden aus, was Mut macht, dass es in Deutschland ebenfalls funktionieren kann. Die Überwindungen der rechtlichen Hürden möchte gute geplant sein, sodass bereits faktenbasiert auf das Gesundheitsamt und die Krankenkassen zugegangen werden kann. Das Selbstorganisierte Arbeiten bietet viele Vorteile und schlanke Hierarchien. Der Mensch als Patient ist keine Maschine, die man im Schadensfall stoppen kann, bis eine Entscheidung getroffen wird. Demnach sind schnelle Entscheidungen notwendig. Fakt ist die fortschreitende Digitalisierung und die Arbeitswelt 4.0 führt zu steigenden Anforderungen an Mitarbeiter und Führungskräfte. Auch die bisherigen Arbeitsbedingungen und die Entwicklung des Fachkräftemangels im Pflegesektor zeigen, dass eine Reformierung zwingend erforderlich ist. Die Aufführungen zum Modell klingen vielversprechend und es bleibt abzuwarten, wie die Pilotprojekte sich entwickeln.

Zusammengefasst kann eine Organisation nach dem Buurtzorg-Modell funktionieren, wenn sowohl der Pflegedienst als auch das informelle Netzwerk mit Empathie die Beziehung zum Klienten pflegen.

5.   Fazit und Ausblick

Abschließend kann gesagt werden, dass der Pflegeberuf als solches dringend aufgewertet werden sollte. Nicht zuletzt die Pandemie zeigte deutlich, wie wichtig ein vollständig funktionierendes Gesundheitssystem ist. Schon heute fehlen zahlreiche Pflegefachkräfte, die Ausbildung ist zudem aufgrund der Arbeitsbedingungen und der Bezahlung für Schulabgänger nicht attraktiv. Agile Unternehmensstrukturen können jedoch nur etabliert werden, wenn die Gesetzgebung dies ermöglicht. So sind die Hürden zur Einführung eines Buurtzorg ähnlichen Ansatzes in Deutschland aktuell nicht stemmbar.

Zusätzlich sind im sozialen Sektor besonders Einfühlungsvermögen und Nächstenliebe erforderlich, um mit Empathie pflegebedürftigen Menschen die Lebenszeit zu erleichtern. Auch in der Persönlichkeits- und Sozialpsychologie lernen wir, dass Gruppen eine positive Auswirkung auf unsere seelische Gesundheit haben. Das Teamgefüge im Rahmen des Buurtzorg-Modells zeigt, dass Mitarbeiter mit gleicher Hierarchie deutlich ausgewogener miteinander arbeiten und dies auch große Auswirkung auf die Arbeitsleistung hat. Als Arbeitsleistung im Kontext der Pflege kann der zufriedene Patient angesehen werden. Gerade im Alter, wenn Hilflosigkeit vorliegt, ist besonderen Wert auf zwischenmenschliches zu legen. Durch das Konzept steht der Mensch im Mittelpunkt und die Pflegekräfte haben den Fokus auf den Erhalt der Gesundheit und der Mobilität. Nachbarschaftshilfe bietet sich im täglichen Leben an, dies stärkt das Wir-Gefühl. Bereits in den Niederlanden konnte erfolgreich bewiesen werden, dass die Nachbarschaftshilfe im Kontext Pflege erfolgreich ist. Der zufriedenere Patient und die ausgeschlichene Arbeitskraft weißen daraufhin, dass das Modell Vorteile gegenüber der traditionellen Pflege bietet. Rein autonome Teams können durchaus funktionieren, dies steht und fällt mit den Persönlichkeiten der Pflegekräfte. Abschließend kann angenommen werden, dass auch in anderen Berufszweigen die Möglichkeit der agilen Selbstorganisation angewendet werden kann, sofern rechtlich und gesellschaftliche Normen dies erlauben bzw. angepasst werden können.

Literaturverzeichnis

Aulenbacher, B., Lutz, H. & Schwiter, K. (Hrsg.). (2021). *Gute Sorge ohne gute Arbeit? Live-in-Care in Deutschland, Österreich und der Schweiz* (Arbeitsgesellschaft im Wandel, 1. Auflage). Weinheim: Beltz Juventa.

Bartonitz, M., Lévesque, V., Michl, T., Steinbrecher, W., Vonhof, C. & Wagner, L. (2018). *Agile Verwaltung*. Berlin, Heidelberg: Springer Berlin Heidelberg. https://doi.org/10.1007/978-3-662-57699-1

Becker, T. (Fachhochschule Münster, Hrsg.). (2020). *Buurtzorg. Evaluation eines Modellprojektes zur Umsetzung des niederländischen buurtzorg-Modells in Deutschland*. FAPIQ Fachtag 28.10.2020. Zugriff am 01.09.2022. Verfügbar unter: https://www.fapiq-brandenburg.de/wp-content/uploads/2020/11/Fachtag_Forum1_Buurtzorg_Becker_Tobias_FH-M%C3%BCnster.pdf

Bosold, T. & Wolf, R. (2019). *Das Buurtzorg-Modell in Sachsen. Pflegeverständnis, Pflegeprozess, Darstellung gegenüber den Leistungsträgern*. Tobias Bosold und Robert Wolf. Zugriff am 31.07.2022. Verfügbar unter: https://www.pflege-in-leipzig.de/files/Pflege-in-Leipzig/downloads/Leipziger%20Buurtzorg-Pflegemodoll%20v2.pdf

De Veer, Brandt, Schellevis & Francke. (2008). *Buurtzorg: nieuw en toch vertrouwd. Een onderzoek naar de ervaringen van cliënten, mantelzorgers, medewerkers en huisartsen*. Zugriff am 02.09.2022. Verfügbar unter: https://www.nivel.nl/sites/default/files/bestanden/Rapport-Buurtzorg-nieuw-en-toch-vertrouwd.pdf?

DeBlok, J. de, Grasberger, C. & Hennessey, R. (2019). Buurtzorg: Selbstorganisation führt zu Lebensqualität, LQ 01/19, S. 24–29. Zugriff am 19.08.2022. Verfügbar unter: https://docplayer.org/166565335-Buurtzorg-selbstorganisation-fuehrt-zu-lebensqualitaet.html

Deutscher Berufsverband für Pflegeberufe (Deutscher Berufsverband für Pflegeberufe, Hrsg.). (2014). *Definition der Pflege – International Council of Nurses ICN. Deutsche Übersetzung konsentiert von DBfK, ÖGKV und SBK*. Verfügbar unter: https://www.dbfk.de/media/docs/download/Allgemein/Definition-der-Pflege-ICN-deutsch.pdf

Deutscher Berufsverband für Pflegeberufe. (2019). *Buurtzorg - das soziale Netzwerk pflegt mit. Tag der Pflegenden*, Deutscher Berufsverband für Pflegeberufe. Zugriff am 19.08.2022. Verfügbar unter: https://www.dbfk.de/media/docs/regionalverbaende/rvso/Downloads/Tag-der-Pflegenden-2019/Praesentation-Tag-der-Pflegenden-Muenchen.pdf

Ehrentraut, O., Huschik, G., Moog, S. & Sulzer, L. (2019). *Langzeitpflege im Wandel: Pflegebedarfe, Pflegeberufe, Pflegefinanzierung.*

Flemmich, G., Hais, A. & Schmid, T. (Hrsg.). (2018). *Gesundheitsberufe im Wandel. Festschrift für Brigitte Adler* (Medizin, Band 21). Wien: LIT.

Freund, J., Overlander, G. & Ahrens, N. (Hrsg.). (2020). *Pflegemanagement heute. Für Führungspersonen im Pflege- und Gesundheitsmanagement* (3. Auflage). München: Elsevier. Verfügbar unter: http://shop.elsevier.de/978-3-437-27852-5

Geramanis, O. & Hutmacher, S. (2020). *Der Mensch in der Selbstorganisation.* Wiesbaden: Springer Fachmedien Wiesbaden. https://doi.org/10.1007/978-3-658-27048-3

Gloger, B. & Rösner, D. (2022). *Selbstorganisation braucht Führung. Die einfachen Geheimnisse agilen Managements* (3., überarbeitete Auflage). München: Hanser.

Hamburg, A. (2020). *Soziale Innovationen: Das Beispiel Alter und Pflege.* Bertelsmann Stiftung.

Hasebrook, J., Hackl, B. & Rodde, S. (2020). *Team-Mind und Teamleistung.* Berlin, Heidelberg: Springer Berlin Heidelberg. https://doi.org/10.1007/978-3-662-62054-0

Jacobs, K., Kuhlmey, A., Greß, S., Klauber, J. & Schwinger, A. (2020). *Pflege-Report 2019.* Berlin, Heidelberg: Springer Berlin Heidelberg. https://doi.org/10.1007/978-3-662-58935-9

Janning, U. (2022). *Häusliche Pflege.* Zugriff am 02.09.2022 um 12:52. Verfügbar unter: https://www.haeusliche-pflege.net/artikel/2022/7_2022/buurtzorg-deutschland-ende-einer-erfolgsgeschichte

Janning, U., Ruiss, D., Meißner, T. & Kunert, C. (2018). Buurtzorg — Revolution in der ambulanten Pflege? *Heilberufe, 70*(1), 54–55. https://doi.org/10.1007/s00058-018-3224-1

Kaiser, M.-O. (2007). *Kundenzufriedenheit kompakt. Leitfaden für dauerhafte Wettbewerbsvorteile* (Management und Wirtschaft Praxis, Bd. 77). Berlin: Schmidt Verl. Verfügbar unter: http://swb.eblib.com/patron/FullRecord.aspx?p=612373

Kohrs, J. (Pflege-online, Hrsg.). (2019). *Ambulante Pflege nach Buurtzorg - Spaß statt Fließband!* Zugriff am 02.09.2022 um 13:04. Verfügbar unter: https://www.pflegen-online.de/ambulante-pflege-nach-buurtzorg-spass-statt-fliessband

Kramp, M. (contec - Gesellschaft für Organisationsentwicklung, Hrsg.). (2018). *Buurtzorg: Das niederländische Modell im Praxischeck,* Conzepte Magazin. Zugriff am 01.09.2022. Verfügbar unter: https://www.contec.de/blog/beitrag/buurtzorg-das-niederlaendische-modell-im-praxischeck/

Kreitzer, M. J., Monsen, K. A., Nandram, S. & Blok, J. de. (2015). Buurtzorg nederland: a global model of social innovation, change, and whole-systems healing. *Global*

Advances in Health and Medicine, 4(1), 40–44. https://doi.org/10.7453/gahmj.2014.030

Krinninger, T. (2018, 19. Juli). Das soziale Netzwerk pflegt mit. *Zeit online*. Zugriff am 01.09.2022. Verfügbar unter: https://www.zeit.de/wirtschaft/2018-06/ambulante-pflegedienste-soziale-netzwerke-personal-mangel-niederlande-zeitdruck/komplettansicht

Laloux, F. (2015). *Reinventing Organizations. Ein Leitfaden zur Gestaltung sinnstiftender Formen der Zusammenarbeit*. München: Verlag Franz Vahlen. https://doi.org/10.15358/9783800649143

Leichsenring, K. (2015). hauskrankenpflege. *ProCare*, 20(8), 20–25. https://doi.org/10.1007/s00735-015-0548-9

Montua, A. (2020). *Führungsaufgabe Interne Kommunikation*. Wiesbaden: Springer Fachmedien Wiesbaden. https://doi.org/10.1007/978-3-658-28805-1

Mühlfelder, M. (2016). *Führung: Systeme, Methoden und Instrumente*. SRH The Mobile University, Riedlingen.

Peters, L.-L. (Hochschule Osnabrück, Hrsg.). (2020). *Nachbarschaftshilfe „Buurtzorg": Ein Ausweg aus dem Pflegenotstand?* Zugriff am 02.09.2022 17:16Uhr. Verfügbar unter: https://www.hs-osnabrueck.de/nachrichten/2020/02/nachbarschaftshilfe-buurtzorg-ein-ausweg-aus-dem-pflegenotstand/

Reinhardt, R. (2016, Mai). *Personalführung*. Studienbrief. SRH The Mobile University, Riedlingen.

Rödel, S. (2020, Oktober). *Organisationsmanagement*. Studienbrief. SRH The Mobile University, Riedlingen.

Rogowski, W. (2020). *Management im Gesundheitswesen*. Wiesbaden: Springer Fachmedien Wiesbaden. https://doi.org/10.1007/978-3-658-26982-1

Rüther, C. (2018). *Agile Selbstorganisation: Wie aus Mit-Arbeitern Mit-Unternehmer werden*. Zugriff am 02.09.2022Uhr. Verfügbar unter: https://www.soziokratie.org/wp-content/uploads/2019/07/agile-selbstorganisation-gesamt1.3.pdf

Statistisches Bundesamt (Hrsg.). (2022). *PFLEGENOTSTAND IN DEUTSCHLAND*. Verfügbar unter: https://de.statista.com/statistik/studie/id/104492/dokument/statista-dossierplus-ueber-den-pflegenotstand-in-deutschland/

Thiele, D. (2019). *Lean Management in der Pflege*. Wiesbaden: Springer Fachmedien Wiesbaden. https://doi.org/10.1007/978-3-658-20301-6

Wörwag, S. & Cloots, A. (2020). *Arbeitskulturen im Wandel*. Wiesbaden: Springer Fachmedien Wiesbaden. https://doi.org/10.1007/978-3-658-30451-5

BEI GRIN MACHT SICH IHR
WISSEN BEZAHLT

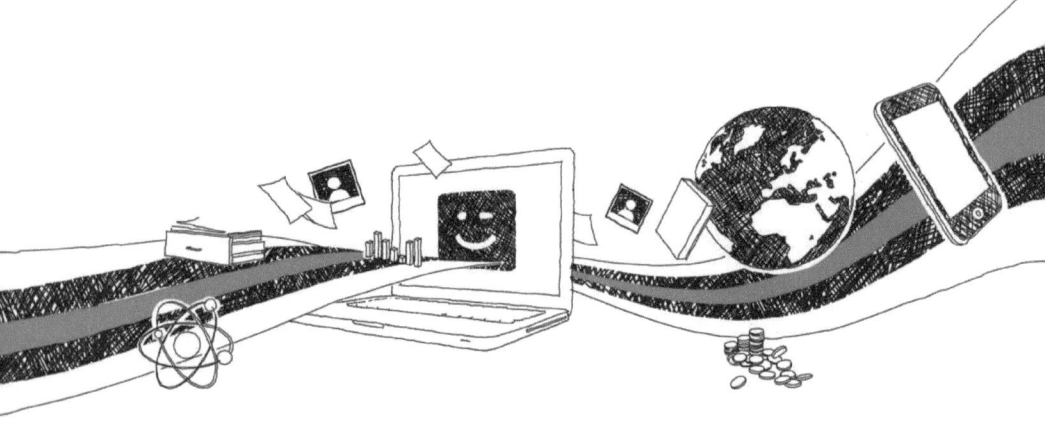

- Wir veröffentlichen Ihre Hausarbeit,
  Bachelor- und Masterarbeit

- Ihr eigenes eBook und Buch -
  weltweit in allen wichtigen Shops

- Verdienen Sie an jedem Verkauf

Jetzt bei www.GRIN.com hochladen
und kostenlos publizieren

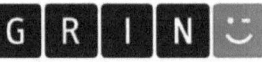